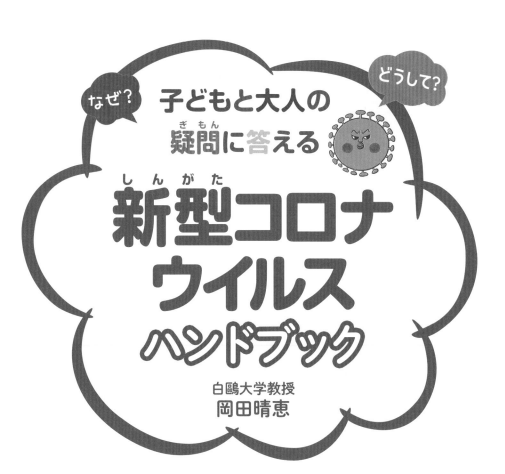

なぜ？

どうして？

子どもと大人の
疑問（ぎもん）に答える

新型（しんがた）コロナ
ウイルス
ハンドブック

白鷗大学教授
岡田晴恵

JN016460

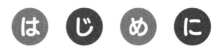

は じ め に

　2019年の冬から2020年にかけて起こっている新型コ
ロナウイルス感染症の世界的な大流行は、みなさんの生
活にも大きな影響を与えていますね。学校が一斉休校と
なったり、マスクをしてお友達とも距離をとって学校生
活を送ったりしているのは、つらいことですね。

　そんな日々の中で、みなさんも不安な気持ちになって
いることでしょう。じつは、わたしも不安です。そして、
この本が世の中に出る頃は、ちょうどコロナウイルスが
流行りやすい季節とされる冬の手前です。新型コロナウ
イルスがみなさんのまわりで流行っていることも考えられ
ます。

そのようなときは、この本でえられた知識で、できるだけ不安をやわらげ、さらに新型コロナウイルスに感染しないための予防対策を実践してください。そんなふうにこの本が役立ってくれたら、と願っています。

　新型コロナウイルスは、新しく発生したウイルスです。くわしいことはまだわからない、未知のウイルスでもあります。でも、この数か月でだんだんとわかってきたこともあります。そのような新しい情報や見解も、本書にもりこんでいます。

　最新の知識でこの新型コロナウイルスとたたかって、みんなでこの危機を乗りきっていきましょう。

も く じ

はじめに……2

●第1章　正しく知ろう　新型コロナウイルス

1　2020年、新型コロナウイルス大流行 ……………………… 8
2　新型コロナウイルスって、どんなやつ？ ……………… 10
3　新型コロナウイルスに感染すると、どうなるの？ ……… 12
4　どうしたら、感染するの？ …………………………… 14
5　新型コロナウイルスは、どこからやってきた？ ……… 16
6　新型コロナウイルスは、
　　どれくらい世界に広がっているの？…………………… 18
7　「免疫機能」について知ろう ………………………… 20
8　無症状病原体保有者とは？ …………………………… 22
9　新型コロナウイルスは、どんな環境で感染しやすい？ … 24
10　新型コロナウイルス感染症の致死率と重症化 ………… 26

コラム

重症化によって起こるさまざまな病気 ………………… 28
11　感染の有無を調べる方法 ……………………………… 30
12　ワクチンと治療薬 ……………………………………… 32
13　新型コロナウイルスは「変化」している？ …………… 34

コラム

SARS(重症急性呼吸器症候群)と新型コロナウイルス感染症 …………… 36

●第2章　感染予防と感染したときの対処

14　こまめに手をあらおう ······································· 38

15　口・鼻はマスク、目はメガネで守ろう ·········· 40

16　「集まらない」ようにする
　　　― 学校の休校、海外のロックダウン ― 42

17　免疫細胞を元気にしよう ······························· 44

18　感染してしまったら
　　　― 自宅での療養について ― 46

19　家族が感染してしまったら ···························· 48

20　「陽性」から「陰性へ」 ······································· 50

コラム
排泄物や吐いたものの処理方法 ······························· 52

●第3章　感染症を知ろう

21　さまざまな感染症を知ろう ···························· 54

22　人類の脅威となった感染症 ·························· 56

23　パンデミックが起こったら ― 医療機関に負担をかけない ― ··· 58

おわりに······60

さくいん······62

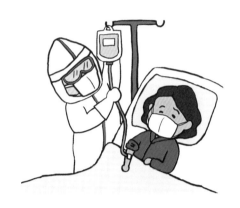

　新型コロナウイルスは、これまで知られていなかった新しい
ウイルスです。現在、世界中の研究者や医療に従事する人た
ちが、新型コロナウイルスのことをくわしく知ろうと懸命に努
力しています。

　この本に書かれていることは、2020年10月時点の情報をも
とにしています。今後わかっていくことによって、情報は変わる
可能性があります。

本書では、ウイルスや体内の細胞などを擬人化して描いています。
イラストはイメージであり、色や形はじっさいのものとはことなります。

第1章

正しく知ろう
新型コロナ
ウイルス

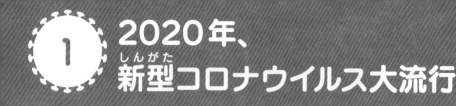

2020年、新型コロナウイルス大流行

2020年、世界中で猛威をふるっている「新型コロナウイルス」。これについて、みなさんはどのくらい知っていますか？

新型コロナウイルスは、冬に流行するインフルエンザの原因である「インフルエンザウイルス」や、おなかに入るとひどい腹痛を起こす「ノロウイルス」などと同じ、「ウイルス」の仲間です。人間がこれまで確認していなかった未知のウイルスであることから、名前の頭に「新型」とつけられています。

ウイルスは、人間や動物、植物などの中に入りこみ、その生物の細胞※をのっとって、細胞の中で自分のコピーをつくってふえる、人間の目には見えない小さな小さな生物です。ウイルスの中には、人間の体に入ると、せきや発熱、ひどい場合は肺炎（肺の中で炎症が起こり、呼吸困難になる病気）など、いろいろな症状の病気を引き起こすものがあります。

新型コロナウイルスは、2019年12月、中国の湖北省武漢市で最初に確認されたとされています。寒い冬、武漢市内の海鮮市場ではたらく人など二十数人に、原因不明の肺炎の症状があらわれました。年が明けた2020年1月5日、中国・上海市の衛生センターが、武漢市の肺炎患者から見つかったウイルスが未知のウイルスであることをつきとめます。これが、新型コロナウイルスでした。以前から知られていたほかの「コロナウイルス」の仲間と考えられることから、「新型コロナウイルス」とよばれるようになりました。

※細胞…生物の体を形づくるとても小さな物質。細胞が分裂してふえることで、生物の体が成長する。細胞がひとつの生物の場合は、分裂によって個体の数がふえる。

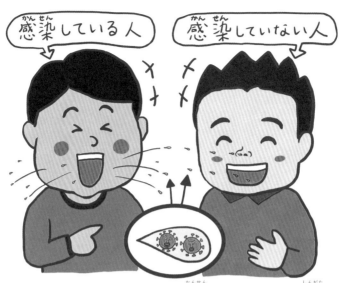

感染している人

感染していない人

口から出る小さなつばなどに新型コロナウイルスがいる

感染している人から出た新型コロナウイルスをすいこんでいる

　ウイルスが生物の体に入り、その中でふえはじめることを**感染**といいます。ウイルスは感染した人の体の中でふえ、その人の口や鼻などから外へ出て、また別の人に感染し、その人の中でまたふえる、ということをくり返して、人から人へどんどんとうつっていきます。

　ウイルスなどの、生物の体に入ってその生物を病気にさせる小さな小さな生物のことを、**病原性微生物**（病気の原因になる微生物※。「病原体」とも）といいます。病原体が体に入ることであらわれる病気は、**感染症**とよばれています。

　新型コロナウイルスに感染して病気になった人は、武漢市で当初は40人ほどが報告されましたが、すぐに100人、1000人、10000人とふえ、その後、中国に近いタイや、日本でも確認されるようになりました。ヨーロッパや南北アメリカ、アフリカ大陸にも広がり、2020年10月18日時点で、世界で感染者3900万人をこえる大流行となっています。

※微生物…顕微鏡で拡大しなければよく見えない、小さな生物。

2 新型コロナウイルスって、どんなやつ？

新型コロナウイルスの大きさは、直径100nm（100nmは１ｍｍの100万分の１）と超微小。人間の目にはとても見えません。見たいものを100万倍大きくして見られる電子顕微鏡を使って見ると、球体のまわりにたくさんのトゲのような突起がある新型コロナウイルスのすがたを見ることができます。

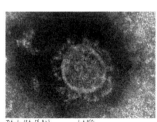

電子顕微鏡で見た新型コロナウイルスの写真。（提供：国立感染症研究所）

新型コロナウイルスが見つかる前にも、さまざまな"コロナウイルス"が発見されていました。その多くは、家畜などの動物のあいだで流行して、問題を起こすウイルスと考えられていました。一方、人間には、軽いかぜの症状を起こすコロナウイルスが４種類確認されていただけでした。コロナウイルスは動物に関して問題となるウイルスで、人間に関しては大きな影響はないと考えられていたのです。

しかし、2002年の冬にあらわれたSARSコロナウイルス※によって、その考えはくつがえされました。中国・広東省で感染者が見つかったSARSコロナウイルスは、感染するとおよそ10人に１人が急に重い肺炎になって亡くなるという、おそろしいウイルスでした。SARSコロナウイルスに感染してかかる病気を、SARS（「重症急性呼吸器症候群」の英語名の略）といいます。

SARSコロナウイルスが発見されたのち、2012年には中東のサウジアラビアでも、肺炎を引き起こす新しいコロナウイルス・MERSコロナウイルス※が確認されました。MERSコロナウイルスが原因で起こる病気は、MERS（「中東呼吸器症候群」の英語名の略）とよばれています。

※SARSは、Severe Acute Respiratory Syndrome の略。MERSは、Middle East Respiratory Syndrome の略。

SARSコロナウイルスの遺伝子と同じ部分が多い新型コロナウイルスは、正式なウイルス名を**SARS-CoV-2**（SARS CORONA VIRUS 2の略）といいます。また、新型コロナウイルスに感染することで起こる病気は**COVID-19**（CORONA VIRUS DISEASE 2019の略）とよばれ、日本では**新型コロナウイルス感染症**とよばれています。

新型コロナウイルスの断面図

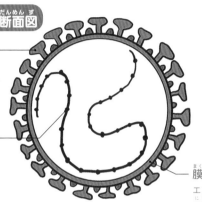

トゲのような突起
スパイクタンパク質とよばれる。感染したい生物の細胞にくっついて入りこむ。

遺伝子
生物の設計図のような物質。新型コロナウイルスは、RNAとよばれる遺伝子を膜の内側に1本、もっている。

膜
エンベロープとよばれる脂質の二重層の膜で包まれている。

コロナウイルスは、ウイルスの突起のようすが王冠のように見えることから、ギリシャ語で「王冠」を意味する「コロナ」と名づけられている。

ウイルスって、何？

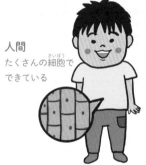

人間
たくさんの細胞でできている

細菌
ひとつの細胞でできている

ウイルス
細胞ではない

　ウイルスは、目に見えないほど小さな微生物の仲間ですが、ウイルスの特殊なところは、生物を構成するもととなる**細胞**をもっていない点です。「大腸菌」や「乳酸菌」なども目に見えない微生物ですが、こちらは**細菌**といって、ひとつの細胞でできているれっきとした生物で、栄養分や水分、温度などの条件が合えば自分でふえていきます。ウイルスは、自分の設計図である遺伝子をもっているだけで、細胞の機能をもっていないため、自分だけではふえることができません。そのため、ほかの生物の細胞に入りこんで、その細胞の機能をのっとってふえるのです。

3 新型コロナウイルスに感染すると、どうなるの？

　新型コロナウイルスに感染すると、少ししてから、だるさやせき、発熱など、かぜのような症状が出はじめます。体の痛み、鼻水・鼻づまり、のどの痛み、下痢、息切れなどの症状がある場合もあります。味がしない・においを感じないという、味覚障害や嗅覚障害が起こる人もいます。

　ただし、感染した人すべてにこれらの症状が出るわけではありません。感染しても、病気の症状が出ない人がいることもわかっています（→くわしくは22ページ）。

　感染した日から症状が出るまでを、潜伏期間といいます。新型コロナウイルスでは、この潜伏期間が1〜14日程度で、多くの人が感染から5日程度で発症（症状が出ること）するとされています。

　約8割の人は、感染しても症状が出ないか、軽い症状または高い熱が出たり、肺炎を起こしたりしたとしても、特別な治療を行わなくても自然に治るといいます。

　しかし、約2割の人（10人中2人）は、かぜに似た症状が1週間ほど続いたあと、悪化して高熱を出したり、肺炎が重症化して呼吸困難になったりします。

　重症化する人は、お年寄りや、持病がある人が多いといわれています（→27ページ）。重症化し、回復にいたらなければ、命を落とすことになります。命を落とす人の割合は、感染した人の2〜3％（100人のうち2、3人）とされます。

　新型コロナウイルスに感染してもあきらかな病気の症状が出ない人もいます。しかし感染者は、症状が出ている人ばかりでなく、症状が出ていない人も、ウイルスをほかの人にうつしていると考えられています（→22ページ）。

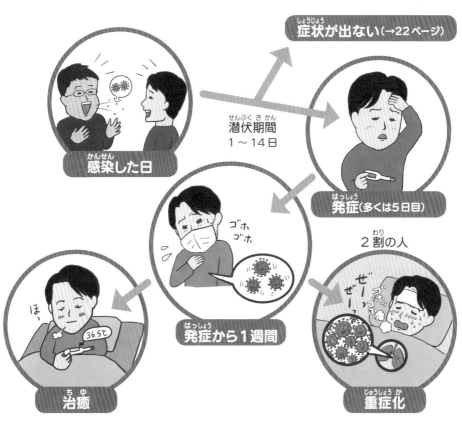

症状が出ない（→22ページ）

潜伏期間
1〜14日

感染した日

発症（多くは5日目）

2割の人

発症から1週間

治癒

重症化

※新型コロナウイルス感染症の治癒については、国が定めた基準があります（→50ページ）。

うたがわしい症状が見られたら、どうすればいい？

感染がうたがわれる症状があらわれたら、人にうつさないため、学校も仕事も休み、できるだけ外出しないでください。

熱が高かったり、息苦しさや体のだるさが強かったりする場合や、症状は軽くてもお年寄りや持病があるなどで重症化のおそれがある人は、すぐにかかりつけなどの病院に電話で相談してください。軽いかぜの症状でも、4日以上続く場合は病院へ連絡してください。

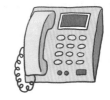

新型コロナウイルスの感染には、3つの経路があると考えられています。ひとつめは**飛沫感染**とよばれるもの、ふたつめは**エアロゾル感染**とよばれるもの、3つめは**接触感染**とよばれるものです。

飛沫の"沫"とは、水のしぶきのことです。**飛沫感染**は、感染者の口から出るつばなどの、ウイルスをふくんだ細かい水の粒が、ほかの人の体内に入ることで感染することをいいます。

新型コロナウイルスは、感染者のつばや鼻水、また、涙や、うんちなどの排泄物、血液などにふくまれています（おしっこには少なく、汗にはいないとみられています）。そのような感染者から出たものが、ほかの人の**口・鼻・目**などから体に入ってしまうことで、感染します。

飛沫感染は、湿気が少なく空気が乾燥する冬になると、危険度がより高くなります。

つばなどの飛沫にひそむウイルスは、湿気が多い場所では、飛沫に水分の重さがあるためすぐに重力で床へ落ちます。しかし、空気が乾燥した場所では、飛沫の水分がすぐに乾燥してへり、飛沫が小さく軽くなって、しばらくふわふわと浮遊することになります。このように空気中にウイルスをふくんだ

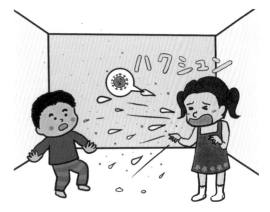

小さな飛沫がただよい、空気の流れで移動することになるため、それをすいこんで感染する可能性が出てきます。

　水分がへって小さく軽くなった飛沫は**マイクロ飛沫**とよばれます。マイクロ飛沫により感染することを、**エアロゾル感染**とよびます。

　エアロゾル感染は、ウイルスをふくんだ極小の飛沫をすいこんで感染することをさす空気感染（飛沫核感染とも）と似ていますが、空気感染は飛沫の大きさが5μm（5μmは1mmの200分の1）に満たない、きわめて小さいものをいいます。麻しん（はしか、→55ページ）の麻しんウイルスなどで見られる感染力の強い空気感染とは、エアロゾル感染は区別されます。

　空気中の湿気は、気温が低くなると少なくなる性質があります。そのため、冬は基本的に湿気が少なく、乾燥しています。インフルエンザウイルスなどが夏より冬に流行しやすいのは、この性質がひとつの原因です。新型コロナウイルスも同様に、冬にはより流行しやすくなる可能性があります。

　感染者は、感染してすぐにはウイルスを出しませんが、発症する2日前頃からは、ウイルスを体の外に出すようになります（発症日の前後が、もっとも多くウイルスを出しています）。また、感染者から出たつばなどの中にいる新型コロナウイルスは、人の体から外に出て、机の上や床などに落ちても、3日程度は生きのびることがわかっています。

　外でしばらくウイルスが生きているとなると、すぐにほかの人の体に入れなくても、落ちた場所で生き続け、感染のチャンスを待つことになります。感染者から出たウイルスがいるとは知らずに、ほかの人がその場所をさわってしまい、ウイルスがついた手で口・鼻・目にさわってしまうと、ウイルスが体内に入ってしまうことになります。これを**接触感染**といいます。

　新型コロナウイルスが皮膚についただけでは、感染することはありません。

5 新型コロナウイルスは、どこからやってきた？

　中国・武漢市で最初に確認された新型コロナウイルスは、どこからやってきたのでしょうか。

　これについて、はっきりしたことはまだわかっていません。しかし、2003年に大きな問題になったSARSコロナウイルスは、もともとコウモリの体内にいて、ハクビシン（見た目がタヌキに似た動物）などにうつり、そこから人にうつってきたことがわかっています。ウイルスが体内にいながら、病気になることもなくウイルスとともに生きている生物を、そのウイルスの**自然宿主**といいます。

　新型コロナウイルスも、コウモリから人間に感染したか、またはコウモリから別の動物に感染し、そこから人間にうつってきたのではないかと考えられています。中国の研究チームによると、新型コロナウイルスは、中国にすむキクガシラコウモリを自然宿主とするコロナウイルスと近い遺伝子をもっていることが確認されたそうです。また、アジアやアフリカにすむセンザンコウ（見た目がアルマジロに似た動物）も、今回の新型コロナウイルスに非常に似たコロナウイルスをもっていることが確認されています。まだはっきりわかってはいませんが、新型コロナウイルスは、コ

ウモリからセンザンコウにうつり、そこから人間にうつってきた可能性もあると指摘されています。

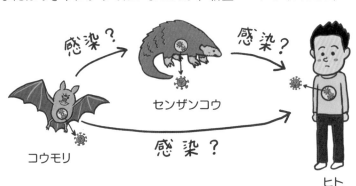

日本にはどうやってきたの？

　日本で最初の新型コロナウイルスへの感染は、2020年1月6日に中国・武漢市から帰国した神奈川県の人で確認されました。しかし、その後感染がどのように拡大したのかは、はっきりとはわかりません。1月中頃より、東京都で宴会をともにした人から複数名の感染が確認され、中国からの旅行客にも感染者が報告されて、国内在住者からも感染者が見つかるようになりました。

　2月に入り、横浜港にもどってきた大型客船「ダイヤモンド・プリンセス」で事件が起きました。1月に横浜港を出港し、香港やベトナムをまわってもどってきたダイヤモンド・プリンセスは、香港で下船した乗客に新型コロナウイルス感染者がいたという知らせを受け、横浜港での乗客の下船を見合わ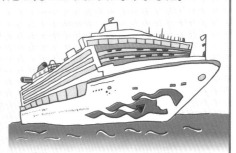せ、感染の有無を確認するため乗客を船内に約4週間とどまらせる事態となりました。ダイヤモンド・プリンセス船内では、3713人の乗客乗員のうち712人が新型コロナウイルスに感染し、14名が亡くなる結果となりましたが、船外へ感染が大きくもれ出たようには見られませんでした。

　日本で感染が拡大しはじめたのは、3月中旬からでした。社会に大きく感染が広がってはいないことに人びとの気持ちがゆるみかけていた3月の3連休のあと、1日あたりの感染者数が増加しはじめました。

　東京都の小池百合子都知事は、不要な外出をひかえるよう人びとに強くよびかけました。それでも感染者の増加が止まらない状況を受け、政府は4月7日、感染者が急増している東京都と、東京都との人の行き来が多い周辺の県などに対して、外出を自粛するよう人びとに強くうながすため、「緊急事態宣言」を発令しました。日本では、この時期を「感染第1波（1度目の流行期という意味）」ととらえています。

　その後感染者は少しずつへり、5月末に緊急事態宣言は解除されましたが、夏前頃からふたたび感染者が増加し、感染第2波到来とされました。8月上旬をピークに第2波も収束しはじめましたが、季節は、感染が広がりやすい冬に向かっています。

6 新型コロナウイルスは、どれくらい世界に広がっているの？

　2019年末に中国で確認された新型コロナウイルスの感染者は、2020年1月末までに中国国内で1万人をこえ、2月には韓国やイタリア、イランで急増、3月には日本やアメリカ、またイギリスなどのヨーロッパ各国でも急速に増加しました。

　世界各地に感染が広がった事態を受け、国連※の機関であるWHO（世界保健機関）は、2020年3月11日、新型コロナウイルスによる**パンデミック**（世界的な感染流行）が起きていることを宣言しました。

　人から人へうつるのをふせぐために、外出などの人の移動を強く制限する**都市封鎖（ロックダウン）**を行うなどの対策によって、感染の拡大がおさえられる国や地域も出てきましたが、取り組みをゆるめたとたんにまた感染者数が増加する、という事態が波のようにくり返されています。

　4月以降は、季節が冬に入っていった南半球※のブラジルやアフリカ大陸でも、感染者がふえました。とくにブラジルは、感染対策よりも経済活動を優先した結果、感染者が大きく増加することになりました。

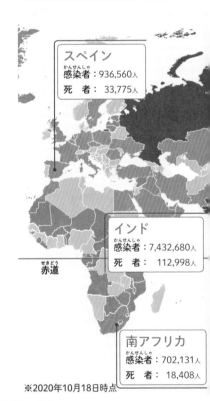

世界の感染拡大状況

スペイン
感染者：936,560人
死　者：33,775人

赤道

インド
感染者：7,432,680人
死　者：112,998人

南アフリカ
感染者：702,131人
死　者：18,408人

※2020年10月18日時点

※国連…国際連合の略。世界196か国のうち193か国が参加する、国際的な組織。

インドでは、都市部で失業したおおぜいの労働者がふるさとに移動したことがきっかけで感染爆発※が起こり、国内の感染者がまたたく間に700万人をこえてしまいました。

　ウイルスは、感染している人の体内から、せきやくしゃみなどといっしょに飛び出し、感染していない人へうつっていきます。国や地域をまたいで移動した人がウイルスを運び、これだけの世界的大流行となったのです。

感染者数　□0人または不明／■1万人以下／■1万人以上～10万人以下
■10万人以上～100万人以下／■100万人以上

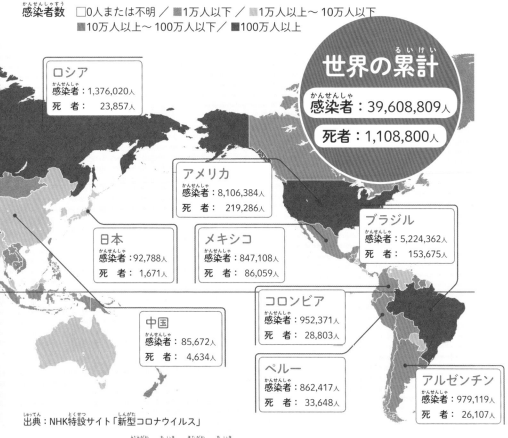

ロシア
感染者：1,376,020人
死　者：　23,857人

世界の累計

感染者：39,608,809人

死者：1,108,800人

アメリカ
感染者：8,106,384人
死　者：219,286人

ブラジル
感染者：5,224,362人
死　者：153,675人

日本
感染者：92,788人
死　者：1,671人

メキシコ
感染者：847,108人
死　者：86,059人

コロンビア
感染者：952,371人
死　者：28,803人

中国
感染者：85,672人
死　者：4,634人

ペルー
感染者：862,417人
死　者：33,648人

アルゼンチン
感染者：979,119人
死　者：26,107人

出典：NHK特設サイト「新型コロナウイルス」

※南半球…地球の赤道より南側の地域。北側の地域は北半球とよばれる。北半球と南半球は、太陽に対する地球の傾きの関係により、季節が半年ずれてめぐる。
※感染爆発…特定の場所で感染者が急激に増加すること。アウトブレイクともいう。

7 「免疫機能」について知ろう

　わたしたちの体には、外から入ってくる病原体に対抗する**免疫機能**（単に免疫とも）とよばれる力がそなわっています。

　体内に病原体が入ってくると、まず、免疫機能をつかさどる**免疫細胞**が病原体の侵入に気づいて攻撃を開始します。この段階で免疫細胞が病原体をやっつけることができれば、病気の症状が軽くすんだり、症状があらわれないですんだりします。これを、第1の免疫・**自然免疫**といいます。

　また免疫細胞は、入ってきた病原体を食べて、その病原体の情報をほかの免疫細胞に伝え、その情報に合わせて**抗体**という武器のような物質をつくらせたり、病原体に感染した細胞を攻撃させたりします。抗体をつくるB細胞や、感染した細胞をこわすキラーT細胞は、病原体の情報を記憶するので、次に同じ病原体が入ってきたときには、抗体をつくり出すなどして病原体をすばやくやっつけることができます。これを第2の免疫・**獲得免疫**といいます。

　免疫細胞が病原体を速やかにやっつけられなかったときには、感染症にかかることになってしまいます。体の中を戦場として病原体と免疫細胞がたたかい、免疫細胞が病原体に完全に負けてしまうと、病気の症状が出たり、体の中のさまざまな臓器で障害が起こったりして、最悪の場合亡くなってしまうこともあります。免疫機能の重要さ、感染症にかからないようにすることの大切さがわかると思います。

　免疫機能は、生まれたときから成長しはじめ、15歳くらいで完成し、その後20歳くらいから、加齢とともにおとろえはじめるといわれています。

　免疫機能は、わたしたちの体が健康でなくなると力を発揮できなくなってしまうと考えられています。体調を管理して、体を元気にしておくことが大切です。

免疫のしくみ

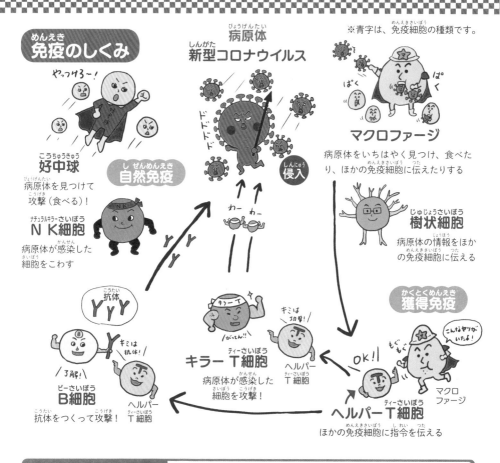

病原体
新型コロナウイルス

※青字は、免疫細胞の種類です。

好中球
病原体を見つけて攻撃（食べる）！

自然免疫

侵入

マクロファージ
病原体をいちはやく見つけ、食べたり、ほかの免疫細胞に伝えたりする

NK細胞
病原体が感染した細胞をこわす

樹状細胞
病原体の情報をほかの免疫細胞に伝える

獲得免疫

抗体

キラーT細胞
病原体が感染した細胞を攻撃！

ヘルパーT細胞

B細胞
抗体をつくって攻撃！

ヘルパーT細胞
ほかの免疫細胞に指令を伝える

集団免疫とは？

　ある病原体に対して、感染したり、予防接種（→32ページ）を受けたりして、免疫をもつ人がふえると、マスクなどの防御をしていなくても、集団の中でその病原体に感染する人がだんだんとへっていきます。これを集団免疫といいます。新型コロナウイルスに感染した人が1人あたり平均（合計した数の真ん中）2〜3人の人にうつすとしたら、その集団の6割（10人中6人）くらいの人が免疫をもっている状態になれば、集団免疫により、感染はそれ以上広がらなくなると考えられています。

　しかし、新型コロナウイルスでは獲得免疫が維持されにくいことわかってきており、集団免疫で感染が収束する期待はもてないと見られています。

新型コロナウイルスに感染していても、せきや発熱などの症状を出さず、病気の症状があらわれないまま終わっている人がいることが、これまでにあきらかになっています。このような人のことを、**無症状病原体保有者**（無症状者、サイレント・キャリア※とも）といいます。

　病原体が体に入ってくると、免疫細胞が侵入してきた病原体をやっつけようと動きはじめます。病原体に対して免疫の力の方が強かったり、似た病原体に感染したことがあって、そのときの免疫の記憶で抗体をつくれたり、感染した細胞を攻撃する免疫細胞が強くはたらいたりした場合、病原体の活動をおさえこめることがあります。このような場合には、病気の症状があらわれないと考えられます。

　しかし、体内ではウイルスがふえていて、免疫細胞とたたかっている状態であることにはかわりないため、体の外にウイルスを出すことがあります。これが、無症状病原体保有者だと考えられています。

　無症状者は、症状がないため、自分が新型コロナウイルスに感染していると気づかないまま、日常生活を送っています。しかし、体内にはウイルスがいるため、ウイルスを出してまわりの人を感染させてしまうことがあるのが、この新型コロナウイルスの大変やっかいなところです。

　人から人への感染を広げないことを考えると、これはとてもむずかしいことです。このため、熱などの症状が出ていなくても、自分も新型コロナウイルスに感染している可能性があると考え、ウイルスをふくんだつばなどを口から飛ばさないように、きちんとマスクをすることが大切だといわれています。

　また、ウイルスに感染しているかどうかを調べる検査（→30ページ）を行い、感染している人を見つけていくことも重要です。

※サイレント・キャリア…英語で"Silent Career"「見えない感染者」という意味。

これが無症状病原体保有者だ！

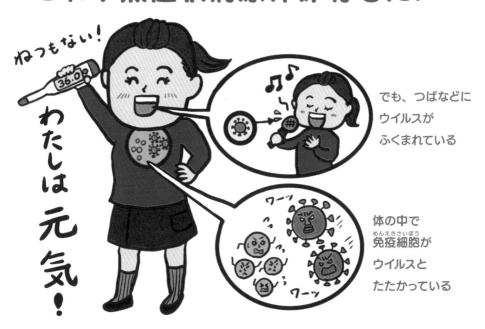

ねつもない！

わたしは元気！

36.0

でも、つばなどに
ウイルスが
ふくまれている

体の中で
免疫細胞が
ウイルスと
たたかっている

ワーッ

感染している人は、どのくらいのあいだ まわりの人にうつしてしまうの？

　感染し発症する人は、発症日の2日前頃から人にうつすようになりますが、これまでの調べによると、発症日から7〜10日を過ぎれば、まわりに感染させる力はほとんどなくなることがわかっています。（重症化し長引いている人は、長くウイルスを出す傾向があります。）

　無症状の人がどのくらいのあいだまわりの人に感染させるかは、実態がつかみにくいため、はっきりわかっていません。しかし、ダイヤモンド・プリンセス号（→17ページ）で確認されていた無症状の人では、8割の人（10人中8人）が感染が確認された日から6〜11日ほどでウイルスが確認できなくなり、20日以内にすべての人が陰性（→30ページ）になったと報告されています。

9 新型コロナウイルスは、どんな環境で感染しやすい？

ウイルスは、感染している人の体の中から出てきます。感染している無症状の人からも出るとなると、感染している人がまわりにいるかもしれないと考えて、感染しないように注意しなければいけません。とくに、感染しやすい場所に行ったり、そのような状況をつくったりすることはさける必要があります。感染しやすくなる環境として、新型コロナウイルスの流行がはじまってからいわれるようになった「3密」があります。

3密は「3つの密」の略で、「**密閉**」・「**密接**」・「**密集**」を指します。「密閉」は閉めきられていて換気の悪い空間のこと、「密集」は人がたくさん集まっていること、「密接」は人と人の距離が近すぎることを意味します。いずれも、感染の可能性が高くなるので、さける必要があります。

3密がそろう場所では、たくさんの人が同時に感染する**クラスター**（集団感染）が起こりやすくなります。もちろん密がひとつでも、感染の危険性はあります。ですから3密のひとつひとつをできるだけへらし、感染しやすい状況に身を置かないことが大切なのです。

人と向かい合って話しながら食事をするのも、新型コロナウイルスに感染している人がいた場合、ウイルスが口から出たり入ったりしやすくなりますから、感染の危険性が高くなります。

家の中でも同様で、万が一家族のだれかが外出先で新型コロナウイルスに感染してしまった場合、家族も高い確率でうつってしまうと考えられます。3密をできるだけさけると同時に、マスクで飛沫感染をふせぎ、手あらいで接触感染をふせげるように、気をつけて行動するようにしましょう。

3密をさけよう

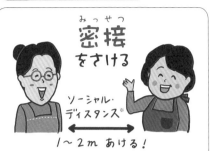

密接をさける

ソーシャル・ディスタンス※

1〜2m あける！

近い距離で話していると、相手が感染者だった場合にウイルスをもらう可能性が高くなります。話すとき、1〜2mほどの距離をあけると感染の危険度が下がります。

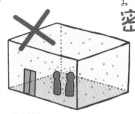

密閉をさける

どこからも換気（空気の入れかえ）ができていない室内は、感染者がいるとウイルスがいっぱいたまる

感染者がいた場合に、ウイルスをすいこむ可能性が高くなります。窓やドアを開け、しっかり換気するようにしましょう。

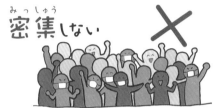

密集しない

感染者がいた場合に、ほかの人にいっせいにうつってしまいます。人との距離がとれないような場所には、できるだけ行かないようにします。

マスクをしていても、人との距離がちかいとふせげない可能性大

※ソーシャル・ディスタンス……「社会的な距離の確保」という意味。

再生産数とスーパー・スプレッダー

　ある病原体に感染した人が、マスクなどの対策を何もしない状態で、1人で何人に感染させるかを平均した数を、**基本再生産数**といいます。新型コロナウイルスでは基本再生産数は2.5程度といわれており、「平均して1人あたり2〜3人ほどにうつす」と考えられる数字です。3密のような環境があるとうつしやすくなってしまうため、1人の人がたくさんの人にうつしてしまう場合もあります。このような人のことを**スーパー・スプレッダー**といいます。

　また、感染をふせぐ取り組みをして、感染数をおさえている中で1人が何人に感染させるかを平均した数を、**実効再生産数**といいます。

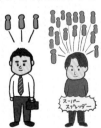

スーパースプレッダー

10 新型コロナウイルス感染症の致死率と重症化

　日本でこれまでに新型コロナウイルスに感染した人と、感染によって亡くなった人の数を見てみると、2020年10月17日時点で、感染者約９万３千人に対し、亡くなった人が約1670人です。割合にすると、感染した人の1.8％（100人のうち2人）が亡くなっていることになります。この割合を、**致死率**（感染した人が亡くなる確率）といいます。感染者が100人いたとすると、およそ２人が死亡する計算になります。

　みなさんの通う小学校の児童数や、町に住む人の数に置きかえてみてください。たくさんの人が新型コロナウイルスに感染することが、とても危険であることがわかると思います。

　感染し、発症しても、８割の人は症状が出ないか、軽い症状のまま治るといわれますが、軽い症状といっても高い熱が出たり、つらいせきの症状が続く人もいます。
　感染者の２割は、発症して１週間ほどで悪化して、肺炎や呼吸困難な状態になったり、酸素マスクなどによる酸素の吸入が必要になったりします。さらに悪化すると、人工呼吸器による呼吸管理が必要になり、回復にいたらなければ、命を落とすことになります。軽症だった人が急に悪化して重い肺炎を起こしたり、自宅療養中に急変して亡くなるというケースも出てきています。

　重症化すると死亡する可能性が高くなり、かならず効くような特効薬※はまだありません。そのため、とにかく感染しないように注意することが必要なのです。

※特効薬……その病気にとてもよく効く、病気が治る確率の高い治療薬。

新型コロナウイルス感染症の重症化には、免疫機能が大きくかかわっていると考えられています。

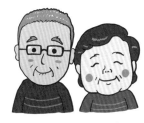

65歳以上のお年寄りの人は、加齢により免疫機能がおとろえている傾向があります。日本で新型コロナウイルス感染症にかかって亡くなった人の8割（10人中8人）が、70歳以上の高齢者です。若い人でも、心臓の病気や糖尿病、がん、高血圧などの病気（持病）がある人は、病気とたたかっているために、免疫機能が弱くなって

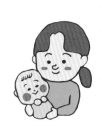

います。また、赤ちゃんは免疫機能が未発達のため病気への抵抗力が弱く、おなかに赤ちゃんがいる妊婦さんも、免疫機能が低下しています。

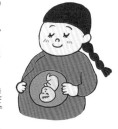

このような人たちは、感染症にかかると重症化しやすいため、感染しない・させないよう、とくに気をつけなければなりません。

免疫機能が低下していなければ問題ないかというと、そうではないようです。新型コロナウイルスが体内に侵入すると、本来なら免疫細胞が病原体の侵入に気づいて、体内に警戒をよびかける物質を出すのですが、新型コロナウイルスがこの物質が出るのをさまたげる可能性があり、免疫の警戒態勢が発動しにくくなることがあるようなのです。こうなると、免疫による攻撃が間に合わず、ウイルスがふえて重症化してしまいます。

免疫機能に問題がなくても、新型コロナウイルスに免疫のはたらきを弱める力があるとなるとやっかいです。やはり感染しないこと、初期症状らしいものが見られたらきちんと感染の有無をたしかめ、治療を受けることが大切です。

重症化によって起こる
さまざまな病気

　発症してしばらくはせきや発熱だけだったものが、ウイルスがふえて重症化すると、肺炎などの病気を起こしたり、免疫機能が暴走して体内に深刻なダメージをもたらしたりします。

肺炎
ウイルスが肺でふえて炎症を引き起こす。呼吸困難になることも。

免疫機能の暴走
病原体を攻撃するはずの免疫細胞が新型コロナウイルスの活動により混乱し、病原体ではなく体内の細胞を攻撃してしまう。

サイトカインストーム
免疫細胞が出す「サイトカイン」という、体内に命令を伝える物質が暴走すること。体内の過剰反応を引き起こし、さまざまな臓器がダメージを受け、血栓（血管の中にできる血のかたまり）ができてしまう。

　人工呼吸器を使っても生命の維持がむずかしいほど病状が悪い場合、肺への負担を軽くしながら体内へ酸素を送る**体外式膜型人工肺（ECMO）**の使用が検討される。

血栓症
ウイルスの感染により血管が傷つけられて血栓ができ、血管をふさいで、血流が悪くなる。血栓ができることで、命にかかわる脳梗塞（脳への血流がさまたげられて起こる病気）や、心筋梗塞（心臓への血流がさまたげられて起こる病気）、肺塞栓（血栓が肺の血管をふさいでしまう病気）になるなど、体内のいろいろなところで重大な問題が起きる。

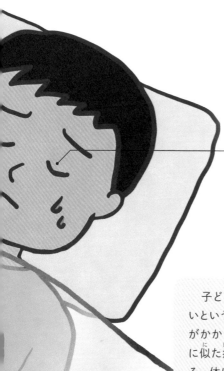

後遺症
感染症が治っても、さまざまな体の不調が続いてしまう。

結膜炎
目の病気。新型コロナウイルスが目の結膜（目の表面をおおう半透明の膜）から入って感染するとかかる。目が痛み、まぶたがはれたり涙が出やすくなったりする。

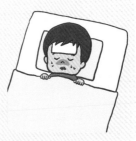

子どもが特別にかかりやすいということはないが、子どもがかかると川崎病という病気に似た症状になる例が出ている。体にぶつぶつができたり、高い熱が出て首や手足がはれたりする。

体の中でウイルスがふえてしまうと、症状は悪くなります。気になる症状があらわれたら、ほうっておかず、病院へ電話で相談してください。

健康な人でも、栄養バランスのよい食事がとれていなかったり、睡眠時間が少なかったり、運動不足だったりすると、免疫機能は弱くなってしまいます。また、肥満傾向のある人、喫煙者なども、免疫機能が低下する可能性が高いことがわかっています。

感染しないように気をつけると同時に、重症化する前に免疫機能がしっかり対応できるよう、免疫機能を弱らせない方法を学んでおきましょう（→44ページ）。

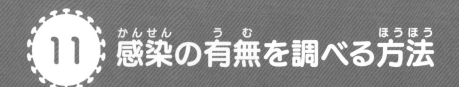

11 感染の有無を調べる方法

新型コロナウイルスに感染しているかどうかを調べる方法について、紹介します。

PCR 検査

PCRとは、「Polymerase Chain Reaction」の略で、日本語にすると「ポリメラーゼ連鎖反応」です。ポリメラーゼとは、ウイルスがもつ遺伝子をふやせる物質のことです。

PCR検査では、鼻やのどの奥の粘液、またはだ液を採取し、ポリメラーゼをふくんだ検査薬に合わせて加熱と冷却を行い、新型コロナウイルスがいて遺伝子がふえたことを確認できるかどうかで、感染の有無を判定します。専用の機械に入れてウイルスがふえたことを確認できれば**陽性**（感染している）、確認できなければ**陰性**（感染していない）です。

PCR検査は、検査結果が出るまで数時間と、少し時間がかかりますが、現在の検査方法の中では、感染しているかどうかをもっとも高い確率で判定することができます。

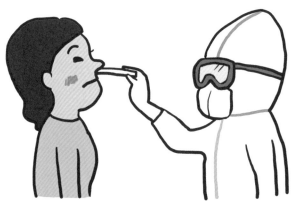

抗原検査

　抗原とは、ウイルスや細菌などの、生物の体内で病気を引き起こす原因となる病原体のタンパク質の部分をさします。わたしたちの体にそなわっている免疫機能が抗体をつくる原因となることから、"抗原"とよばれます。

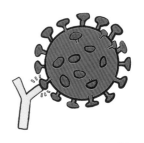

　抗原検査では、動物の免疫反応でつくられた新型コロナウイルスへの抗体が入った検査キットを使います。鼻やのどの奥の粘液、またはだ液を検査キットに入れ、キット内の抗体が新型コロナウイルスの抗原に結びついたことをしめす発色があるかどうかで、感染しているかどうかを調べます。

　抗原検査は、PCR検査にくらべて、15～30分と短い時間で感染の有無を調べることができます。専用の測定機器を用いれば、PCR検査に近い正確度で診断することができますが、専用の機器を用いない簡易検査の場合は、発症日前後にはウイルスを検出できないことがあります。

抗体検査

　免疫機能が体内に侵入した病原体を攻撃するためにつくる「抗体」が体の中にあるということは、その人が過去にその病原体に感染したことがある、ということを意味します。血液を採取し、その中に抗体があるかどうかを調べる検査を、抗体検査といいます。

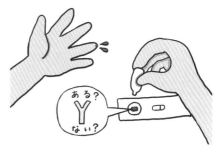

　抗体検査では、現在新型コロナウイルスに感染しているかどうかを調べることはできませんが、抗体検査を行うことで、新型コロナウイルスに感染しても病気の症状があらわれず、感染に気がつかなかった人を見つけることができます。

12 ワクチンと治療薬

新型コロナウイルス感染拡大を収束させるカギとなると考えられているのが、**ワクチン**や**治療薬**です。世界各国で、ワクチンおよび治療薬を完成させる努力が続けられています。

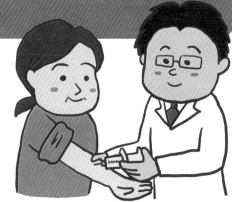

　細菌やウイルスなどの、病原体への感染を予防するために打つ注射を**予防接種**といいますが、予防接種のときに体の中に入れているものが、**ワクチン**です。

　ワクチンには、さまざまな種類のものがあります。例えば、ウイルスなどの病原体を特殊な技術で取り出し、少し弱めてから感染していない人の体に入れると、免疫機能がじっさいに病原体が体に入ってきたときと同じように反応します。これにより、体内に病原体への抵抗力をもつ抗体をつくることができます（これを、生ワクチンといいます）。体の中に抗体ができていることで、病原体に感染するより前に、病原体とたたかう力がそなわることになります。このようなしくみを使って病原体の侵入にそなえるのが予防接種です。

　ワクチンが完成し、多くの人が予防接種を受けておくことができれば、感染する前に新型コロナウイルスへの免疫をもっておくことができます。そうすれば、いざウイルスが体に侵入しても、すでに抗体があるので、重症化する確率を下げることが期待できますし、発症を阻止することもできるかもしれません。

　世界中でワクチンの開発が進められていますが、安全なワクチンであるかの検証

も重要であるため、時間がかかります。また、「抗体が体内にできても、数か月で自然に消えてしまう」などの研究結果も出てきており、ワクチンが完成しても新型コロナウイルスを完全におさえこめるかどうかは、まだはっきりとはわかりません。

　治療薬は、病原体に感染したあとに使う薬です。感染したことがわかったら、症状に応じて、医師の判断で患者の体内に投与します。体内のウイルスの活動そのものをさまたげる抗ウイルス薬（これまでにあった感染症の治療薬である「レムデシビル」や「アビガン」「イベルメクチン」などが、新型コロナウイルス感染症の治療薬として使えると期待されています）のほか、ウイルスの侵入によって起きている体内の炎症をおさえる薬（「トシリズマブ」や「デキサメタゾン」など）があります。また、新型コロナウイルスに感染して回復した人の血液中にある抗体を、感染している人に投与することで抵抗力をもたせる治療法も検討されています。

　ウイルスに効く薬を開発することはとてもむずかしく、時間も費用もかかります。2020年10月時点では、まだ実用化のきざしは見えていませんが、新型コロナウイルスを標的にしぼった新しい治療薬の開発も、日本のほか世界各国で進められています。

　ワクチンや治療薬の開発には、有害な副作用※がないかなど、慎重な検証が必要です。世界中の人びとにいきわたる数を用意することにも時間がかかるため、ワクチンや治療薬の開発が進み、新型コロナウイルスの感染が収束するとしても、早くても数年はかかると考えられています。

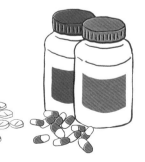

※副作用…薬などを飲むことで、よくない症状が同時に起きてしまうこと。

13 新型コロナウイルス は「変化」している？

　新型コロナウイルスは、人の体内に侵入して細胞をのっとり、その細胞を自分のコピーをつくる工場にしてふえていきます。細胞の中でコピーをつくって、どんどん外に出していくのですが、このコピーが行われるときに、新型コロナウイルスの形が変わることがあることがわかっています。

　新型コロナウイルスが自分のコピーをつくる際、かなりの速度でコピーをつくるので、コピーのミスが起こり、少し形がちがうウイルスになることがあります。コピーのたびに、一定の割合でまちがいが起こるのです。
　ウイルスがコピーによってふえる中で自分の形を変えてしまうことを、ウイルスの「変異」といいます。

　こまるのは、ウイルスが変異することで、せっかくワクチンを開発しても効かなくなってしまったり、感染して体に免疫ができていた場合でも、ウイルスの形がちがうために効かなかったりする可能性がある、ということです。一度新型コロナウイルス感染症にかかって、その後回復しても、ウイルスの形が変わったものにふたたび感染し、もう一度感染症にかかってしまう、という可能性も出てきてしまいます（**再感染**）。

　新型コロナウイルスは今後、入りこんだ生物が死んでしまうほどのひどい病気は起こさせないような、弱い病原体に変わっていく可能性もあります。しかし、そういう期待ができるかどうかはまったくわかりませんから、ワクチンや治療薬がまだない今は、やはり感染しないよう、十分に気をつけることが必要です。

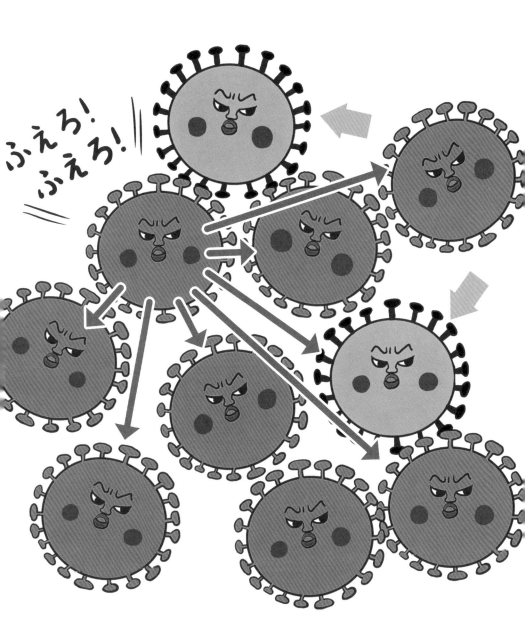

SARS（重症急性呼吸器症候群）と新型コロナウイルス感染症

　2002年冬、中国でSARS（重症急性呼吸器症候群）が発生。翌年2003年夏に終息するまでに、約8000人が感染し、約800人が亡くなりました。原因はSARSコロナウイルスで、致死率が約10％と高く、急速に進む重い肺炎を起こします。

　SARSコロナウイルスに感染した人は、発症後5日たってから、体の外にウイルスを出してほかの人にうつすようになります。SARSは病気の症状が重いことがほとんどなので、感染者は動きまわることができず、さらに発症して5日後でないと人にうつさないという性質から、感染者をしっかり隔離して、まわりにうつらないようにすることが可能でした。このため、SARSは数か月で終息したのです。

　一方、今回の新型コロナウイルスは、遺伝子がこのSARSコロナウイルスにとても近いので、正式な名前はSARSコロナウイルス2と名づけられています。新型コロナウイルスは無症状病原体保有者も多く、だれが感染しているかがわからず、無症状の人でもウイルスを出している上、発症する人も発症の2日前からほかの人に感染させてしまいます。

　また、感染した人の多くは軽症であるため、感染していても出歩いてほかの人に感染させてしまいます。感染している無症状の人や症状が軽い人にウイルスを運ばせて、今や新型コロナウイルスは世界中で同時に大流行し、パンデミックとなっているのです。感染者数は約3900万人、死者数約110万人（2020年10月18日時点）となり、感染が収束するめども立っていません。

　ウイルスは、流行を起こさせることで勢力範囲を広げます。新型コロナウイルスであるSARSコロナウイルス2は、SARSコロナウイルスがよりてごわくなって帰ってきて、世界中で大流行を起こしているウイルスなのです。

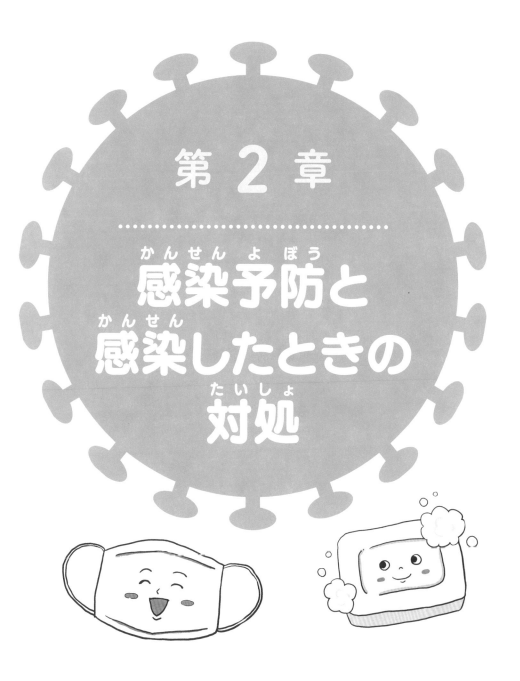

第2章

感染予防と感染したときの対処

14 こまめに手をあらおう

ここからは、新型コロナウイルスに感染しないためにできることを確認していきましょう。

手あらい 目に見えない新型コロナウイルスは、どこでわたしたちの体にくっついてくるかわかりません。感染した人の体から外に出ても、3日程度は生きている新型コロナウイルスは、机の上やエレベーターのボタン、ドアの取っ手、お金など、さまざまなところにひそんでいる可能性があります。

もし、ウイルスを手でさわっても、手についただけなら感染しません。しかし手は、口や、口に入れる食べものをさわったり、目や鼻をさわったりと、ウイルスの入り口になる場所にふれやすいため、気をつけておくことが必要です。外から帰ってきたときやトイレのあとに限らず、どこでくっつけているかわからないと思って、こまめに手あらいをするようにしてください。

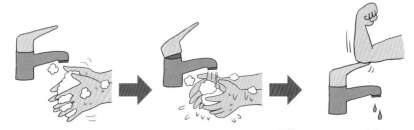

石けんでしっかりあらう。指と指の
あいだ、つめのあいだもしっかりと。

水でしっかり流す。

蛇口をしめるときは、直接手でさわらない
よう工夫しよう。うでや手首でしめたり、
しめる前に水をかけたりしてもよい。

豆知識

・石けんなどの洗剤であらえば、新型コロナウイルスは膜がこわれて感染力を失います。
・石けんがなければ、水でしっかりとあらい流しましょう。

消毒や除菌 消毒とは、細菌やウイルスなどの、人体にとって害になりやすい微生物をやっつけることをいいます。薬局などで売っている消毒薬や消毒液は、医薬品としてあつかわれ、細菌やウイルスを活動できなくする薬品が入っています。傷口につけて微生物への感染をふせぐ消毒薬のほか、手につけて使う消毒液などがあります。

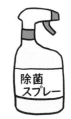

いろいろな人がさわるなど、ウイルスのいそうなところに除菌スプレーをふきかけて、きれいな布でふく。

　除菌は、細菌やウイルスをへらすという意味で、消毒と似ていますが、医薬品ではないものに使われる言葉です。除菌スプレーなどは、ものの表面にいる細菌やウイルスを活動できなくします。

　消毒剤や除菌剤は、新型コロナウイルスにも効くことがたしかめられています。しかし、いずれも皮膚もしくは人の体の外で使うものです。口や目などに使ってはいけません。

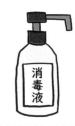

十分な手あらいができないときは、消毒液や除菌ジェルを使おう。

新型コロナウイルスには、うがいは効果がないの？

　うがいは、インフルエンザでは予防の効果が証明されておらず、新型コロナウイルスでもインフルエンザと同様に、効果は見こめないのではないかと考えられています。

　新型コロナウイルスが口や鼻から体の中に入ると、わずかな時間で細胞にもぐりこんでしまい、感染してしまうと考えられています。うがいをしても、侵入した新型コロナウイルスをあらい流すことはできません。

　しかし、うがいをして口の中が清潔にたもたれると、口内の細菌などがふえることをおさえられ、よけいな病気にかかりにくくなります。口の中を清潔にするという意味で、うがいはしないよりはする方がよいでしょう。

新型コロナウイルスの最大の感染ルートは、ロと鼻です。ウイルスは、感染している人の口からおもに出て、感染していない人のロ・鼻・目などに入って感染します。口と鼻をおおうマスクは、「感染させない・感染しない」ために重要な役割を果たします。

マスクにはいくつかの種類があり、ウイルスの侵入をどのくらいふせげるかにも差があります。

医療現場でも使われ、薬局などでも買える、比較的高い防御力をもつのが「**サージカルマスク**」です。そのほかに、サージカルマスクより防御力は下がりますが、使いすてのサージカルマスクとちがってあらってくり返し使える「**布マスク**」、ウイルス感染の最前線にいる医療関係者が使う、防御力の高い「**N95マスク**」、N95マスクにはおとるものの高い防御力をもつ「**防じんマスク**」があります。

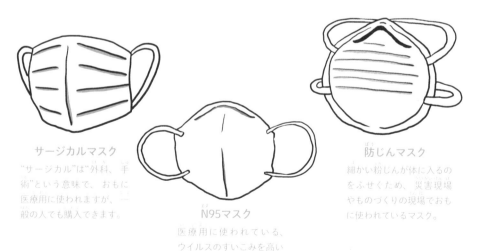

サージカルマスク
"サージカル"は"外科、手術"という意味で、おもに医療用に使われますが、一般の人でも購入できます。

N95マスク
医療用に使われている、ウイルスのすいこみを高い確率でふせげるマスク。

防じんマスク
細かい粉じんが体に入るのをふせぐため、災害現場やものづくりの現場でおもに使われているマスク。

ウイルスは非常に小さいため、サージカルマスクでも布マスクでも、ウイルスそのものだとマスクの編み目のすきまを通りぬけてしまいます。しかし、人の口から出るウイルスは、つばなどの水分に包まれていてある程度大きさがあるので、顔とのあいだにすきまができるだけないようにしっかりと着けていれば、サージカルマスクや布マスクでも、ある程度ふせぐことができます。

　N95マスクは、医療関係者の使用を目的につくられているため、一般の人が購入することは基本的にできません。

　マスクを着けるときは、口から鼻までしっかりとおおいます。外出中、マスクをはずしたいときは、まわりに人があまりいない場所や、換気がしっかりできている場所でなら、はずしても大丈夫です。

　目の結膜からも、新型コロナウイルスに感染することがありえます。メガネをかけているだけでも、目にウイルスが入る危険性をへらせます。ウイルス対策用のゴーグルというものもあります。
　もし、人のくしゃみなどで、目にしぶきが入ってしまったりしたときは、すばやく目を水ですすいであらい流してください。

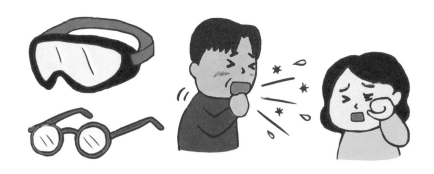

16 「集まらない」ようにする
― 学校の休校、海外のロックダウン ―

　新型コロナウイルスの感染が広がりやすくなる3密（密集・密接・密閉）の中でも、「密集」はたくさんの人にうつしてしまうため、できるだけさけたい環境です。

　気温が下がり、空気が乾燥して、部屋の中にウイルスが浮遊しやすくなる冬は、感染のリスクがとくに上がります。冬のあいだはそのほかの季節以上に、感染しやすい環境をつくらないようにする必要があります。

　日本でも、感染者数が増加しはじめた2020年の3月には、感染の機会をへらすために全国の多くの学校が休校になりました。ワクチンや治療薬の開発が進んで、新型コロナウイルスの脅威がなくならなければ、感染の機会をへらすための努力が引き続き必要になります。

　海外では、中国をはじめ、イギリス、フランス、アメリカなど、感染者が急激にふえた都市の多くで、都市封鎖（ロックダウン）の措置が取られました。人びとの外出を強く規制する都市封鎖を行うと、人と人とが近づくことによる感染の機会を大きくへらせることになり、感染拡大をおさえることが期待されます。しかし、人びとが外出できないことで経済活動を弱らせる面が大きく、さまざまな事業で売上が下がり、仕事を失う人がふえてしまいます。学校の休校も同様で、学校に行けないことで子どもたちの学習に大きな遅れが生じてしまいます。

　感染拡大をおさえることと社会活動を両立させるため、ひとりひとりが感染を予防する行動を心がけると同時に、インターネットで学校の授業が受けられるオンライン授業や、在宅学習の取り組みを進めたり、自宅で仕事ができるようにするテレワーク化を進めることにも、期待がかけられています。

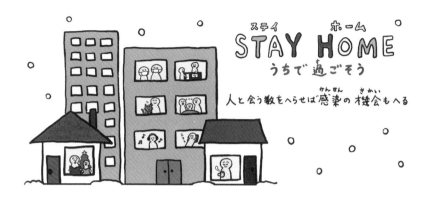

STAY HOME
うちで過ごそう

人と会う数をへらせば感染の機会もへる

換気を心がけよう

　何人かの人が同じ空間にいる場合、「換気を心がけること」はとても大切です。3密のひとつで「密閉」をさけよう、ともいわれているように、閉めきった部屋は感染の可能性が高くなる危険な環境です。

　空気の逃げ場がない閉じられた空間では、万が一、そこに感染者がいた場合に、感染者の口などから出るウイルスが室内にどんどんたまっていきます。室内の空気中にウイルスの量が多くなり、また、冬などの乾燥した空気の中では、ウイルスをふくんだ小さな飛沫が室内をただよう時間も長くなり、呼吸でウイルスをすいこむ可能性が高くなります。

　部屋の中にウイルスが大量にとどまるような状況をさけるため、窓やドアを開けて換気しましょう。通勤や通学に使う電車などでも、積極的に窓を開けましょう。家や学校、職場などでも、窓を開けて換気してください。つねに空気を動かして、ウイルスをふくんだ小さな飛沫を追い出しましょう。外に出してしまえば、ウイルスは拡散します。また、ウイルスは太陽からの紫外線に弱いので、屋外では長く生きられません。

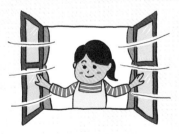

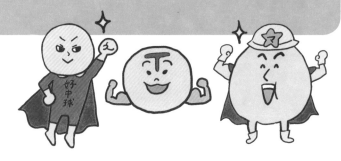

わたしたちの健康を守る免疫機能が、新型コロナウイルスとのたたかいにおいてとても重要だということは、1章で見てきました。免疫細胞が活躍する免疫機能を、どうすれば元気な状態にしておけるのか、どういう行動が免疫機能を弱くしてしまうかを知っておきましょう。

免疫機能がしっかりはたらけるかどうかは、わたしたちの生活習慣に大きく左右されます。栄養のあるバランスのとれた食事をしているか、適度な運動をしているか、睡眠時間をしっかりとっているか。これらが欠けてくると、免疫機能は弱くなってしまいます。

免疫機能は、加齢（老化）やストレス、疲労などでも弱くなると考えられています。また、肥満や喫煙、お酒を飲むことなども、免疫機能を弱くする要因といわれています。

自分の行動から免疫機能を弱めるものをできるだけ取りのぞくことが、元気な免疫機能を維持するひけつといえます。加齢だけはどうにもできないので、それ以外の部分で、よく食べ、運動し、よく眠り、ストレスをためず、疲れをためず、体に悪いことをしない、ということです。

ストレスをためないという意味で、「楽しいことをすること」も、免疫機能にはプラスになります。楽しみ、よく笑うことは、心と体を元気にする有効な感染対策です。

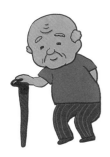

　免疫機能は年齢とともにおとろえると考えられていますが、お年寄りの人でも、強い免疫機能をもっていて、病気に抵抗できる人もいます。それには、加齢以外の部分で免疫機能を弱めるようなことをしていないなど、その人の生活のしかたがかかわっているところがあるのかもしれません。

　体を冷やさず、温めることも、免疫機能を維持するためによいといわれています。毎日お風呂に入って、ゆっくり温まることも大切です。体を冷やさないためには薄着はさけたいところですが、免疫機能が育っているとちゅうの15歳くらいまでの子どもでは、薄着をすることで体温調節機能がきたえられるという面もあります。かぜを引かない程度に薄着するのも、健康のためにはよいといえます。

　また、わたしたちの体内にはたくさんの細菌がすんでいて、その中には人の体によいはたらきをするものもあります。とくに腸の中にいる腸内細菌は、免疫機能にもよい影響をもたらします。腸内細菌の一種である乳酸菌やビフィズス菌がふくまれる納豆やヨーグルトなどを積極的にとることも、免疫機能を維持するために有効とされます。

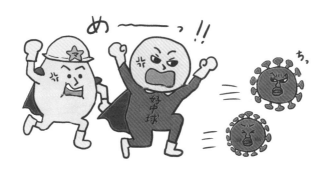

せきや発熱が続くなど、新型コロナウイルス感染症とうたがわしい症状があらわれたら、まずは電話で病院へ連絡します。検査が必要と判断され、PCR検査や抗原検査を受けて陽性と診断された場合、体の状態に応じて、病院や、自治体が確保する感染者用の療養施設へ入るか、もしくは自宅で療養することになります。

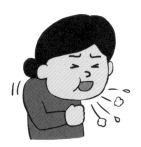

お年寄りの人や持病がある人など、重症化するおそれがある人は、病院へ入院します。軽症や無症状病原体保有者の場合は、基本的には自治体が確保する療養施設に入り、ウイルスを人にうつす心配がなくなるまで、体の状態を見ながら過ごすことになります。しかし、感染者が増加し、確保されている療養施設がうまってきてしまった場合、自宅で療養することになる可能性も十分にあります。

自宅療養をもとめられた場合の過ごし方を見ておきましょう。
仮にそこまでつらい症状ではなかったとしても、体の中では免疫細胞とウイルスがたたかっている最中ですので、とにかく安静にして、体に負担をかけないようにします。熱が続く場合は、首のまわりやわきの下、足首など、血管が体の表面近くにあるところを冷やすと、熱が下がりやすくなります。熱が出るうちは汗をかくので、脱水状態にならないよう、水分をしっかり取りましょう。

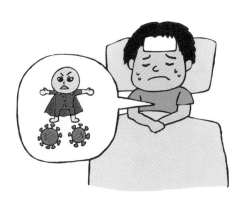

室内の空気が乾燥していると、のどや鼻の粘膜（表面が粘液におおわれている部分）が
かわき、病原体への抵抗力が下がります。室内を適度な湿度に保つため、加湿器
をつけたり、ぬれたタオルをたくさん干すなどの工夫をしましょう。保ちたい湿度
のめやすは、50〜60％です。
　部屋を閉めきっていると、ウイルスをふくんだ飛沫が室内にふえていきます。室
内に空気が流れるように、向かい合った2か所の窓を開けるなどして、しっかり換
気しましょう。

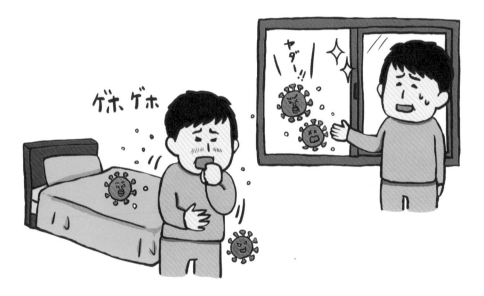

　自宅療養中は、すんでいる自治体の相談窓口が、感染した人の健康状態を電話
などで定期的に確認することになっています。症状が悪化するなどした場合は、
窓口の担当者に伝えて、医療機関への受診を調整してもらうことになります。
　仮に症状がなくても、検査で陽性と出たなら、自分はウイルスを出していると考
えなければなりません。外出はできるだけせず、人と近くで接することがないよう
にします。

19 家族が感染してしまったら

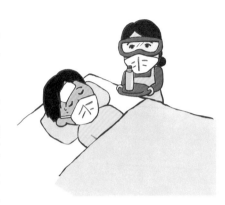

　家族のだれかが新型コロナウイルスに感染してしまったら、どうしたらよいのでしょうか。

　まず、家の中で病室を決めます。病室は、トイレに近い部屋がよいでしょう。病人を看病する人は1人に決め、その人以外は、ウイルスがうつらないようにできるだけ病室に入らないようにします。看病をする人は、うつったときに重症化する危険性が少ない大人（お年寄りや、持病のある人以外の人）にします。

　病室に入るときは、マスクやメガネなどをして口・鼻・目をしっかり守り、ウイルスを体に入れないようにします。ビニール手ぶくろなどをするのもよいですが、ウイルスがつきますから、使ったらそのたびにすてて新しいものに取りかえます。手ぶくろがなければ、病室を出るたびに石けんで手をよくあらいます。

　病室では加湿をし、ウイルスが室内にたまらないよう、ひんぱんに窓を開けて空気の入れかえをします。

　病状が悪いと、食べたものを吐いてしまったり、トイレに行く前に下痢などが出てしまったりすることもあります。病人の体から出たものにはウイルスがいる可能性がありますから、直接さわってはいけません。52ページを参考に、気をつけて処理をします。

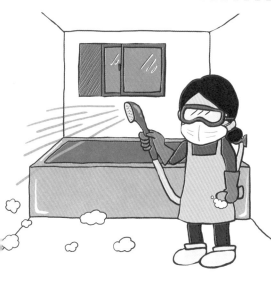

病人のお風呂は、浴槽には入らず、家族のみんなが使い終わったあとでシャワーだけするようにしましょう。使ったあとは、しっかりあらい流します。

タオル類は共有して使わないようにしてください。洗濯については、ウイルスがいても洗剤で死滅しますので、通常通りで問題ありません。

新型コロナウイルスは、感染している人のうんちなどにもいます。トイレで流すとき、水流でウイルスがまい上がる可能性がありますので、流すときはふたを閉めてから流しましょう。トイレのおしり洗浄も、吹き出し口に付着したウイルスが飛び散る可能性がありますから、だれが使うかわからないトイレではとくに、使わないようにしましょう。

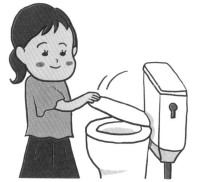

46ページの自宅療養時同様、体の状態を見ながら回復を待ちますが、悪化するような気配が見られたら、早急に自治体の相談窓口へ連絡してください。

検査で「陽性」と診断されたあと、どうなれば治癒したとみなされるのかを見ておきましょう。

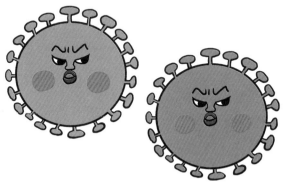

感染症の症状が出ている人は、発症した日から10日がたち、さらに症状がなくなって72時間が経過していれば、治癒したと見てよいことになっています。10日が過ぎていなくても、症状がなくなって24時間後に一度、さらに24時間後にもう一度、PCR検査または抗原検査を行って、二度とも陰性となるようなら、治癒したものとみなされます。

　無症状の人は、検査した日から10日がたつか、検査から6日経過後に二度の検査を行って、二度とも陰性となったら、治癒したと見てよいことになっています。

　しかし、症状が回復し、「陰性」とされて療養が解除されたあとも、しばらくするとまた症状があらわれ、検査をすると「陽性」が出た、という人もいます。回復し退院を待っているあいだに急変して亡くなり、遺体を調べると肺にウイルスが残っていた、というケースもありました。

PCR検査や抗原検査は、100％正しい答えが出せるものではありません。検査に使う粘液をとった場所にウイルスが少なかったために、陰性と診断される場合もあるのです（**偽陰性**）。反対に、すでに死んでいて感染力のないウイルスの遺伝子を検出して、陽性となってしまうこともあります（**偽陽性**）。新型コロナウイルス感染症は新しい感染症なので、検証の中でわかっていくことが多くあります。回復したあとも用心をして、毎日熱をはかるなど、体に異変がないかどうか気をつけておくことが大切です。

　一度回復した人がふたたび陽性となる場合は、ウイルスに感染している細胞が体内に残っていて、ウイルスがふたたびふえたか、過去に感染したものとは形のことなる新型コロナウイルス（→34ページ）にあらたに感染したものなどが考えられます。一度かかって回復したとしてもまたかかる可能性が十分にありますので、マスクの着用や手あらい、密をさけるなどの予防策は、やはり引き続き気をゆるめずに行うようにしましょう。

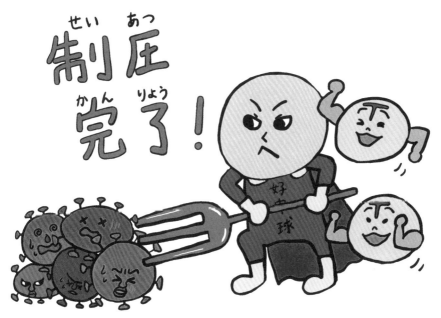

排泄物や吐いたものの処理方法

感染者から出た下痢などの排泄物や吐いたものは、感染しないようにするため、マスクやメガネ、使いすて手ぶくろ、エプロンなどで身を守った上で処理します。

手順

① 紙や新聞紙などで汚物（吐いたものや排泄物）を広めにおおいます。

② 新聞紙でおおった汚物に、濃度を0.1%にうすめた塩素系漂白剤をまんべんなくかけます。

③ 汚物をおおった新聞紙ごと静かに包み取り、ビニールぶくろに入れます。

④ ぞうきんで汚物のあとをふいたら、うすめた塩素系漂白剤を広い範囲にかけて新しいぞうきんでふき、最後にもう一度水ぶきします。

⑤ 汚物や、使った手ぶくろなどは、ビニールぶくろに入れてしっかり密閉してすてます。エプロンなどは、すぐに洗剤で洗濯しましょう。

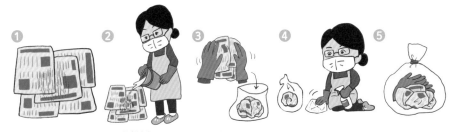

① 新聞紙でおおう。

② 漂白剤をかける。

③ 包み取り、ビニールぶくろへ。

④ ぞうきんでふく。

⑤ ビニールぶくろに入れて密閉する。

小学生のみなさんは、自分でやらず、まずは大人の人をよんで、処理してもらいましょう！

第3章

・・・・・・・・・・・・・・・・・・・・・・・・・・・・

かんせんしょう
感染症を知ろう

新型コロナウイルス感染症は、新型コロナウイルスというこれまで知られていなかった病原性微生物による感染症です。感染症には、ウイルス性の感染症としてよく知られているインフルエンザやノロウイルス感染症以外にも、さまざまなものがあります。軽いかぜなども、多くは、ウイルスなどの微生物が体に入ることによって引き起こされます。

微生物が小さくて目に見えないことや、人びとの衛生意識の向上によって微生物による感染症がある程度コントロールされ、日常的に意識することがへったことも、いきなりやってきたこの新しい病原体が社会を大混乱させている原因のひとつかもしれません。病原体や感染症を知り、わたしたちがこの世界で微生物とともに生きていることを知りましょう。

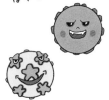

かぜはほとんどが
ぼくらのしわざ

ウイルスや細菌によるかぜ

かぜは、ほとんどが鼻やのどに微生物が感染することによって起こります。原因になる微生物の90%がウイルスで、10%が細菌などのウイルス以外の微生物です。かぜの病原体には**ライノウイルス**や**ヒトコロナウイルス**、**アデノウイルス**や**エンテロウイルス**のほか、200種類以上がいるといわれますが、発症した際にどのウイルスが原因なのかをつきとめるのは困難です。

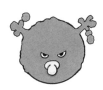

RSウイルス感染症

RSウイルスによる、乳幼児が重症化しやすい病気です。かぜや肺炎や細気管支炎の原因になります。とくに6か月未満の赤ちゃんは重症化しやすく、注意が必要です。

免疫がない人には
確実にうつるよ！

麻しん（はしか）

　麻しんにかかっている人から出る**麻しんウイルス**に感染することでかかります。きわめて小さな飛沫になっても感染力をもつ空気感染が起こります。発熱とともに体にぶつぶつがあらわれます。肺炎や脳炎などの重い病気になりやすいため、しっかり免疫がつくように2回の予防接種を打つことを国が強くすすめています。

おたふくかぜ

　ムンプスウイルスに感染することでかかる、耳の下にある耳下腺という部分がはれる病気です。痛みと発熱をともないます。子どものあいだで流行りやすく、大人になってかかると重症化するおそれがあります。後遺症も心配な病気です。

集団食中毒に
気をつけて

ノロウイルス感染症（感染性胃腸炎）

　ノロウイルスに感染すると、吐き気や嘔吐、下痢の症状が急にあらわれます。ノロウイルスは、人の小腸で増殖し、人の排泄物といっしょに海へ入り、牡蠣などの二枚貝の中にたまり、それをまた人が食べることで、感染をくり返しています。

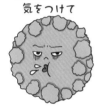

腸管出血性大腸菌感染症

　O157、O26、O111などの、ベロ毒素をつくる大腸菌がおなかに入ることで発症します。これらの大腸菌は牛の腸の中にいて、加熱の不十分な牛肉を食べることなどで感染します。お肉はしっかり加熱して、食べるようにしましょう。

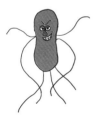

微生物には、病原体じゃないのもいる

　微生物のすべてが、人の体内で病気を起こす悪いやつというわけではありません。細菌にもウイルスにも、人間や動物の体の中で、やどった生物の生命活動を助けるはたらきをするものがたくさんいます。

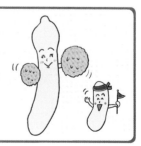

人類の脅威となった感染症

　人類の歴史に残る災禍※となった感染症と、原因となった病原体を見てみましょう。これらの感染症は、それぞれの時代で大きな災厄となってきました。治療薬やワクチンの開発によりいくらか流行がおさえられるようになっていますが、多くが今も世界のどこかで発生しています。

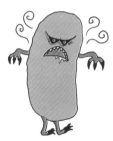

ペスト

　ペスト菌は、14世紀のヨーロッパで大流行をくり返していた史上最悪の細菌。当時、2〜3人に1人が死亡した。現在もアフリカなどで発生するが、薬の早期投与で治療可能。ネズミなどについているノミの腸管（小腸や大腸などのこと）にいる。

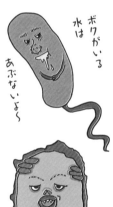

ボクがいる水は

あぶないよ〜

コレラ

　もともとはインド・ベンガル地方でみられた感染症。水の中にすむ細菌・コレラ菌が体に入ると、はげしい下痢と嘔吐を引き起こし、ひどい脱水症状になる。19世紀にパンデミックとなり、今も水環境の悪い国や地域で発生している。

天然痘

　太古から人類とともにあった天然痘ウイルスの感染症。20世紀だけでも3億人を死亡させているが、18世紀にイギリス人医師のエドワード・ジェンナーが完成させた種痘（天然痘の予防接種）により感染が予防できるようになり、1977年の患者を最後に発生していない。人の手で根絶された唯一の感染症。

※災禍…天災や事故によって、大きな被害を受けること。「禍」は「災い」を意味する。新型コロナウイルスが大きな災禍となっている状況をさして「コロナ禍」とよぶことがある。

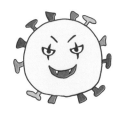

インフルエンザ

　毎年冬に流行ることでおなじみのウイルス。数十年に一度、新型の**インフルエンザウイルス**が出現し、大流行する。20世紀はじめに流行した、当時の新型インフルエンザだったスペイン・インフルエンザは、全世界で8000万人もの死者を出したといわれる。

さいきんの人は、
ボクたちのこと

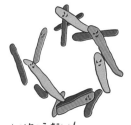

結核

　結核は、エジプトのミイラにも病気の痕跡が確認されている、古くから人のあいだで流行している病気。体内から**結核菌**を出す人から空気感染で広がる。日本では1950年頃まで死亡原因1位となるほど流行していたため、高齢者には結核菌を保有している人がいるが、発症していなければまわりに感染させることはない。感染者の免疫機能が弱まると体内の結核菌が活動しはじめ、発症する。日本では子どもに結核の予防接種・BCGを受けるように強くすすめている。

あまり知らないん
ですねぇ〜…

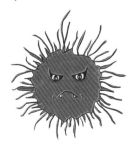

AIDS（後天性免疫不全症候群）

　1980年代以降に出現した新しい感染症。免疫細胞を攻撃し、体の免疫機能を失わせる。**ヒト免疫不全ウイルス**（HIV）による病気。さまざまな治療薬が開発されているが、ワクチンはない。

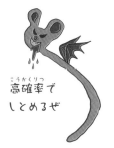

高確率で
しとめるぜ

エボラ出血熱

　コウモリが自然宿主とみられる、1970年代にアフリカであらわれた感染症。**エボラウイルス**への感染による。強い下痢や嘔吐、発熱、出血の症状があらわれ、40〜90％（10人のうち4〜9人）の確率で死亡する。近年、アフリカで流行の規模が大きくなっている。

　新しい病原体による感染症が世界的に大流行する「パンデミック」が起こったとき、わたしたちにできることは何でしょうか。

　答えは、「感染しない・感染させないようにすること」です。

　感染症は、人から人へとうつります。たとえば１人が２人にうつす、ということが続いていったら、１人は２人にうつし、うつされた２人は４人にうつし、４人は８人にうつし、８人は16人にうつす、という具合にどんどん倍になって、感染者の増加幅が大きくなっていきます。

　病院の病床には、数に限りがあります。たくさんの患者が病院におし寄せるようになったら、病院はパンクしてしまいます。医療にたずさわる人の仕事が増大し、人手が足りなくなって、治療するべき人へ手がまわりきらなくなってしまうことに

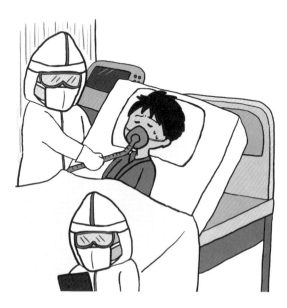

なりかねません。そうなることをさけるために、とにかく自分が感染しない、他人を感染させないようにして、患者をふやさないようにすることが、わたしたちにできるもっとも大切なことなのです。

　医療現場がそのようなパンク状態になり、機能しなくなることを医療崩壊といいます。2020年２月頃から新型コロナ

ウイルス感染者が急増したイタリアでは、医療崩壊が起こり、助けられる人を助けられなくなる事態がじっさいに起こりました。人工呼吸器の数に限りがあり、重症で人工呼吸器を必要としている人に対して数が足りないということが起こると、「だれに使うか」を選ばなければならなくなります。人工呼吸器を使わないと命を落とすことになるとわかっていても、数が足りなければだれに使うかを選ぶしかなくなるのです。

　助けるべき命に優先順位をつけて選択することを、「トリアージ（フランス語で「選別」の意味）」といいます。

　もし、みなさんの親しい人が感染して、病院に入院しても、患者が多すぎて十分な治療が受けられずに亡くなってしまったら……と、考えてみてください。

　みんながしっかりマスクや手あらいをして、3密などの感染しやすい状況をさけるなど、感染予防を行うことで感染者数の増加をおさえ、医療崩壊をふせぐことが重要です。

　ひとりひとりの心がけと行動で、この事態に解決の道すじが見えるまで、少しでも悲しいことが起こらないよう、協力し合っていきましょう。

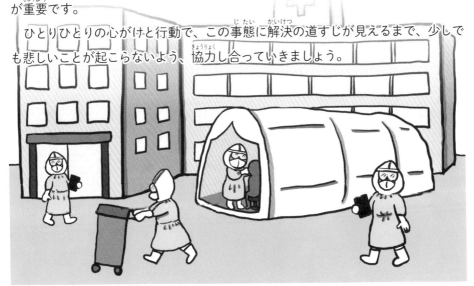

お わ り に

　2020年10月から日本は、新型コロナウイルスの感染拡
大による経済的ダメージの回復をはかるため、世界の旅
行者に対して行っていた入国制限を大幅にゆるめていく
ことになりました。世界はまさにパンデミックで、新型
コロナウイルスは3900万人以上の感染者を出し、その数
は日々ふえている状況です（2020年10月18日時点）。そ
して、おさまるきざしもまったく見えていません。

　そのような中で海外からの入国者がふえてくるとなる
と、ウイルスの侵入も心配されるところです。もちろん、
国は入国時の検査を強化して、ウイルスの侵入をふせぐ
対策を取っていきます。

また、 2021年には、 東京オリンピックの開催も目標となっています。 このような感染症の流行の中で、 オリンピックを安全に行うには、 どうしたらいいのでしょうか？ 日本は、 きびしい課題をつきつけられています。

　日本も世界もまだまだ大変な中ですが、 インフルエンザやコロナウイルス感染症、 またさまざまな呼吸器感染症が流行りやすい冬を乗りきる───この大きな問題にしっかりと役立ってくれることを願って、 本書を世の中に送り出します。

　どうぞみなさん、 力を合わせて、 新型コロナウイルスの流行を無事に乗りきっていきましょう。

岡田晴恵

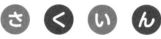

さくいん

あ

アデノウイルス … 54

アビガン … 33

RSウイルス … 54

遺伝子 … 11, 16, 30, 36

イベルメクチン … 33

医療崩壊 … 58

陰性 … 23, 30, 50, 51

インフルエンザ … 39, 57

うがい … 39

エアロゾル感染 … 14, 15

AIDS … 57

ECMO … 28

エボラ出血熱 … 57

エンテロウイルス … 54

おたふくかぜ … 55

か

かぜ … 10, 12, 54

獲得免疫 … 20, 21

川崎病 … 29

換気 … 24, 25, 43, 47

感染 … 9, 12

感染症 … 9, 54, 56

感染爆発 … 19

乾燥 … 14, 42, 43

偽陰性 … 51

北半球 … 19

喫煙者 … 29

基本再生産数 … 25

緊急事態宣言 … 17

偽陽性 … 51

空気感染 … 15, 55, 57

クラスター … 24

結核 … 57

血栓症 … 28

結膜 … 29, 41

抗ウイルス薬 … 33

抗原検査 … 31, 51

抗体 … 20, 21, 22, 31, 32

抗体検査 … 31

コウモリ … 16

COVID-19 … 11

コレラ … 56

コロナウイルス … 10

さ

SARS … 10, 36

SARS-CoV-2 … 11

再感染 … 34

細菌 … 11, 39, 45, 54, 55, 56

サイトカインストーム … 28

サイレント・キャリア … 22

酸素マスク … 26

3密 … 24, 25, 42, 43

自然宿主 … 16

自然免疫 … 20, 21

自宅療養 … 46, 47

実効再生産数 … 25

持病 … 12, 27

重症化 … 12, 13, 26, 27, 28, 29

集団感染 … 24

集団免疫 … 21

消毒 … 39

除菌 … 39

心筋梗塞 … 28
人工呼吸器 … 26, 28, 59
スーパー・スプレッダー … 25
スパイクタンパク質 … 11
接触感染 … 14, 15
センザンコウ … 16
潜伏期間 … 12, 13

た

体温調節機能 … 45
大腸菌 … 11, 55
ダイヤモンド・プリンセス … 17, 23
WHO … 18
致死率 … 26, 36
腸管出血性大腸菌感染症 … 55
腸内細菌 … 45
治療薬 … 32, 33, 34, 56
手あらい … 38
デキサメタゾン … 33
テレワーク … 42
天然痘 … 56
都市封鎖 … 18, 42
トシリズマブ … 33
トリアージ … 59

な

脳梗塞 … 28
ノロウイルス … 55

は

肺炎 … 8, 10, 12, 26, 28, 36
はしか … 55
肺塞栓 … 28
発症 … 12
パンデミック … 18, 36, 56, 58
PCR検査 … 30, 31, 50, 51

病原体 … 9, 20, 21, 22, 31, 32, 33, 34, 54, 56, 58
微生物 … 9, 11, 39, 54, 55
ヒトコロナウイルス … 54
飛沫 … 14, 43, 47
飛沫感染 … 14
ペスト … 56
変異 … 34

ま

MERS … 10
マイクロ飛沫 … 15
麻しん … 55
マスク … 22, 40, 41
密集 … 24, 25, 42
密接 … 24, 25
密閉 … 24, 25, 43
南半球 … 18, 19
無症状病原体保有者 … 22, 23, 36, 46
ムンプスウイルス … 55
免疫機能 … 20, 21, 27, 28, 29, 32, 44, 45, 57
免疫細胞 … 20, 21, 22, 23, 27, 28, 44, 57

や

陽性 … 30, 50, 51
予防接種 … 32

ら

ライノウイルス … 54
レムデシビル … 33
ロックダウン … 18, 42

わ

ワクチン … 32, 33, 34

●著　岡田晴恵（おかだはるえ）

医学博士。専門は感染症学、公衆衛生学、ワクチン学。アレクサンダー・フォン・フンボルト財団奨励研究員として、ドイツ・マールブルク大学医学部ウイルス学研究所客員研究員、厚生労働省国立感染症研究所研究員、日本経団連21世紀政策研究所シニア・アソシエイトなどを経て、現在、白鷗大学教育学部教授。感染症についての解説書のほか、絵本や小説、ドラマの脚本などの執筆もおこなう。著書に『どうする⁉ 新型コロナ』（岩波書店）、『知っておきたい感染症 21世紀型パンデミックに備える』（筑摩書房）、「病気の魔女と薬の魔女」シリーズ（学研プラス）、翻訳絵本監修として『細菌ホテル』（金の星社）、NHKラジオ「室井滋の感染症劇場」作・監修などがある。

●絵　dokukinoko（どくきのこ）

明治大学文学部英米文学科を卒業後、大手メーカー勤務を経てイラストレーターに。SDGs LINEスタンプを含む約100種のLINEスタンプやオリジナルグッズを発売中。個性的でシュールなキャラクターの制作依頼を請け負う。小学校のキャラクターグッズや児童向け啓発ポスターの作成、ボランティアで子どもたちの絵をLINEスタンプにするなどの活動も行う。

●写真提供　国立感染症研究所
　　　　　　新華社／共同通信イメージズ
●参考文献　「新型コロナウイルス感染症 COVID-19 診療の手引き 第3版」

なぜ? どうして? 子どもと大人の疑問に答える
新型コロナウイルス ハンドブック

初版発行　2020年11月　第2刷発行　2021年2月
著　　　　岡田晴恵
絵　　　　dokukinoko
編集協力　ニシ工芸 株式会社、藤田能成
デザイン・DTP　ニシ工芸 株式会社（岩上トモコ）

発 行 所　株式会社 金の星社
　　　　　〒111-0056　東京都台東区小島1-4-3
　　　　　https://www.kinnohoshi.co.jp
　　　　　電話　03-3861-1861（代表）　FAX　03-3861-1507
　　　　　振替　00100-0-64678

印刷・製本　図書印刷 株式会社

64P　21cm　NDC493　ISBN978-4-323-05360-8

Ⓒ Harue Okada, dokukinoko, 2020
Published by KIN-NO-HOSHI SHA,Tokyo,Japan